PUBLICATIONS DU *PROGRÈS MEDICAL*

LES

MÉDECINS ITALIENS

ET LA

CONDOTTA MÉDICALE

PAR

Le Dr A. CHUQUET

Ancien interne des hôpitaux de Paris.

PARIS

AUX BUREAUX DU
PROGRÈS MÉDICAL
14, rue des Carmes, 14.

A. DELAHAYE & E. LECROSNIER
ÉDITEURS
Place de l'Ecole de Médecine.

1886

PUBLICATIONS DU *PROGRÈS MEDICAL*

LES

MÉDECINS ITALIENS

ET LA

CONDOTTA MÉDICALE

PAR

Le Dr A. CHUQUET

Ancien interne des hôpitaux de Paris.

PARIS

AUX BUREAUX DU
PROGRÈS MÉDICAL
14, rue des Carmes, 14.

A. DELAHAYE & E. LECROSNIER
ÉDITEURS
Place de l'Ecole de Médecine.

1886

LES MÉDECINS ITALIENS

ET

LA CONDOTTA MÉDICALE

Bologne, 1ᵉʳ mai 1886.

Monsieur le Rédacteur en chef,

Avant d'avoir suivi les étudiants italiens dans leur journée laborieuse et vécu leur vie dans quelques-unes de leurs principales universités, je pensais que les études médicales étaient chez nous plus difficiles et plus sérieuses que chez nos voisins. Je dois maintenant confesser mon erreur et avouer que l'Italie exige de ses médecins une instruction plus solide que la France.

En Italie, il n'existe aucun grade qui corresponde à celui d'officier de santé. Pour avoir le droit de libre exercice, tous les médecins doivent obtenir la « *Laurea* », analogue à notre Doctorat français, mais qui ne se confère qu'après un minimum de six années d'études. Tous les étudiants, avant de commencer les cours de laurea doivent être en possession du diplôme de « *Licenza liceale* » équivalant au baccalauréat ès-lettres. A la fin des six années d'étude sont répartis vingt-quatre examens dont quelques-uns roulent sur des matières un peu négligées dans nos Facultés; tels sont ceux d'*ophthalmoiâtrie theorico-pratique*, de *psychiâtrie* et *clinique psychiâtrique*, de *dermopathologie* et *clinique dermopathique* et *syphilopathique*, pour employer les mots traduisant textuellement ceux des programmes d'études. Pendant ces six années, les étudiants sont obligés de suivre au minimum trois ou quatre heures de cours par jour, d'abord parce que le professeur, pendant la leçon, appelle souvent des élèves pour leur poser des questions sur l'objet de son cours, ensuite parce que le professeur sera lui-même un des examinateurs de l'étudiant, et qu'il devra lui donner une attestation d'assiduité, pour qu'il puisse être admis à l'examen.

En Italie comme en Allemagne, l'enseignement clinique se donne surtout dans les amphithéâtres. On apporte les malades sur un lit, au milieu des élèves, et c'est là que le professeur les examine et établit le diagnostic et le traitement. Ce système, en même temps qu'il permet à l'étudiant de bien voir le malade et le professeur, lui donne la facilité de régler exactement son temps. La leçon de clinique commence à l'heure fixée et dure une heure ou une heure et demie. Tout est calculé de façon que les étudiants des trois dernières années puissent assister tous les jours à trois leçons de clinique. Les leçons de cliniques générales, médicale et chirurgicale, étant obligatoires tous les jours pendant trois ans, et les jours de cours étant, par an, de 160 en moyenne, il en résulte que chaque étudiant assiste à plus de 450 leçons des deux cliniques médicale et chirurgicale. L'enseignement des cliniques spéciales est plus restreint, cependant l'étudiant entend en moyenne 80 leçons de clinique obstétricale et gynécologique, autant de leçons de clinique ophthalmologique et de clinique dermopathique et syphilopathique, 26 leçons de clinique psychiâtrique. La journée de l'étudiant est ainsi réglée à partir de la quatrième année : tous les matins, deux leçons de clinique générale et une leçon de clinique spéciale; après midi, les autres cours et les exercices de physiologie et d'anatomie pathologique. Les exercices de médecine opératoire ont lieu généralement le soir de 7 à 10 heures. En été les cliniques commencent à 7 heures du matin. N'avais-je pas raison de dire que la journée de l'étudiant italien est une journée laborieuse ?

La laurea obtenue, ou bien le jeune docteur suivra la carrière de l'enseignement, ou bien il se livrera immédiatement à la pratique médicale. Même dans ce dernier cas, il est rare qu'il ne suive pas encore dans quelque Faculté un ou deux cours de perfectionnement sur des matières qu'il a négligées ou dont il veut faire une spécialité.

La route de l'enseignement est totalement différente de la nôtre. Comme il n'existe en Italie rien qui ressemble à nos Fourches caudines de l'aggrégation, le futur professeur se spécialise dès la laurea. Il devient pendant deux ou trois années, ou plus, l'assistant d'un professeur et, à ce titre, reçoit une indemnité de 1000 à 1,500 francs, avec un logement dans l'hôpital. La plupart vont ensuite, souvent aux frais de l'Etat ou avec les subsides de fondations particulières, passer une ou plusieurs années dans des cliniques ou laboratoires à l'étranger, où ils étudient uniquement la branche de l'enseignement médical qu'ils ont choisie. Revenus en Italie, ils demandent l'examen de *libera-docenza*, toujours dans la même spécialité, et enfin, quand s'ouvre le concours pour une chaire dans cette spécialité, concours qui a presque toujours lieu par titres, ils s'y présentent. Les titres sont leurs travaux scientifiques libres et les cours qu'ils ont faits comme professeurs et qui montrent, mieux qu'une leçon d'une heure, leur aptitude didactique. Il faut convenir que, par cette méthode, si les professeurs sont moins encyclopédiques et moins aptes à développer brillamment une question, ils ont eu plus de temps pour mûrir leur enseignement.

Abandonnant les sommets où arrivent les mieux doués, nous revenons aux plus modestes qui vont former les praticiens dans les villes et les campagnes de l'Italie. Les plus fortunés choisissent en général les villes importantes où leur carrière ne diffère pas sensiblement de celle des médecins français dans les mêmes conditions. Les moins favorisés entrent en « *Condotta.* »

La Condotta d'où est venue la dénomination de « *Medici condotti* » est une expression dont personne ne donne une étymologie satisfaisante. Tout ce qu'on peut affirmer, c'est qu'elle est très ancienne et que, au XIIIe siècle, elle figure déjà dans les contrats faits entre les médecins et les communes et associations de charité pour le traitement des indigents. Cette expression n'est pas spéciale aux médecins : les professeurs étaient « *condotti* » à faire un cours ; Michel-Ange fut « *condotto* » à exécuter un monument artistique. Actuellement on appelle « *Medici condotti* » les médecins payés par les Municipalités pour la cure des pauvres ou de l'entière population d'une commune : ce sont, si l'on veut, des médecins municipaux (un certain nombre de condotti, 108, sont entretenus, non par les municipalités, mais par des fondations de bienfaisance publique).

Les condotti sont très nombreux en Italie. En 1882, sur 18,044 médecins, 9.027, c'est-à-dire la moitié, étaient dans cette condition. (*Annales de statistique italienne*, 1884). Selon le Dr Enrico Raseri (*Congrès d'hygiène et de démographie de Genève*, 1882), l'existence en Italie de médecins rémunérés directement par l'Etat ou les cités remonterait aux derniers temps de l'empire romain. Au IIIe siècle de l'ère chrétienne, Valentin et Valentinien créèrent les archiâtres populaires qui, payés par les cités, devaient soigner les pauvres, veiller à l'hygiène publique et fournir leur expérience en matière légale. On retrouve la trace de fonctionnaires analogues à diverses époques de l'histoire : en Sicile exista le « *Proto-medicato* » et à Venise le « *Magistrato di sanita* ». Toutefois l'institution des medici condotti n'eut de base solide qu'au commencement de ce siècle, après le décret du 5 septembre 1806, qui instituait, dans chaque chef-lieu de département, une commission départementale de santé et, dans chaque commune, une commission communale, pour veiller à tout ce qui concerne la santé publique. La loi établissait, comme pivot de ce système sanitaire, les medici condotti chargés de soigner les pauvres. En 1865, après la reconstitution du royaume d'Italie, parut la loi communale et provinciale actuellement en vigueur, aux termes de laquelle les communes sont obligées de pourvoir au service sanitaire pour le traitement de leurs indigents : les medici condotti devinrent dès lors nécessaires dans chaque commune.

En 1882, sur 8,259 communes qui composent le royaume d'Italie, 7,672 avaient des medici condotti, 564 seulement en étaient dépourvues. Le Piémont et la Sardaigne sont les provinces qui ont le moins de ces médecins municipaux.

Recevez, etc.

Dr A. CHUQUET,
Ancien interne des hôpitaux de Paris.

Bologne, 8 mai 1886.

Monsieur le Rédacteur en chef,

Autrefois les médecins Condotti devaient seulement soigner les indigents. Puis les communes trouvèrent avantageux, en augmentant leur salaire, d'étendre leurs soins à la population tout entière. Sur les 7.565 communes qui, en 1882, avaient des médecins payés par les municipalités, dans 4.154, les médecins soignaient tous les habitants (médecins à Condotta piena), dans 3.411 ils étaient obligés seulement au traitement des indigents. La première forme de Condotta est en usage surtout dans les communes de la Lombardie, de l'Ombrie, des Marches, de la Toscane et de Rome, la seconde dans le Piémont, l'Émilie et la Sicile. Aujourd'hui les devoirs des Condotti sont complexes. Non seulement ils soignent les malades, mais ils doivent veiller à la salubrité publique, examiner les denrées alimentaires, surveiller l'exécution des règlements de police relatifs à l'hygiène, inspecter les hôpitaux, les écoles et les salles d'asile, surveiller les inhumations, signaler l'apparition des maladies contagieuses, faire les vaccinations et revaccinations, dresser les bulletins de statistique sanitaire, etc. Les Condotti non seulement existent maintenant dans les campagnes et les petites villes, mais les grandes cités comme Milan et Bologne en ont un certain nombre. S'il y a plusieurs Condotti dans une commune, l'un d'eux a la prééminence sur les autres et prend le nom de primario. La plupart des Condotti sont médecins et chirurgiens. Dans quelques communes il y a des médecins et des chirurgiens. Sur les 9.027 Condotti en 1882, 7.343 étaient médecins et chirurgiens, 1,093 médecins et 591 seulement chirurgiens.

Quand une place de Condotto est vacante, la municipalité fait immédiatement afficher des avis de concours dans les diverses Facultés de médecine et les journaux médicaux les publient. En voici un modèle.

Commune de Montalcino. Province de Sienne.

Avis de concours.

Le 20 mars prochain, un Concours est ouvert pour la Condotta médico-chirurgicale de la fraction de Torrenieri, avec résidence à Montalcino. Le traitement est de 2.650 fr., payables en douze termes égaux, avec retenue pour la taxe de richesse mobilière. Le titulaire aura le droit de percevoir en outre 50 centimes pour chaque première visite au delà de deux kilomètres et 1 fr. pour une distance plus éloignée. Il jouira du droit à la pension conformément au règlement du 22 septembre 1885. Les charges résultant du contrat sont les suivantes :

Soins gratuits donnés à tous les habitants contenus dans la fraction susdite, pour toute maladie médicale et chirurgicale, exécution de toutes les opérations compatibles avec une Condotta de campagne. Inoculation du virus vaccin. Visite sanitaire aux vivres et boissons à la requête de l'autorité municipale. Rédaction des statistiques sanitaires. Entretien d'un cheval. Les candidats devront faire parvenir au secrétariat leur demande sur papier timbré, avant la fermeture du concours ainsi que les documents suivants : 1º Diplôme de libre exercice de médecine et de chirurgie (laurea) ; 2º Acte de naissance ; 3º Etat de famille indiquant les personnes que le candidat aura sous son toit ; 4º Certificat de bonne constitution ; 5º Certificat de bonne vue ; 6º Certificat de bonne conduite dé-

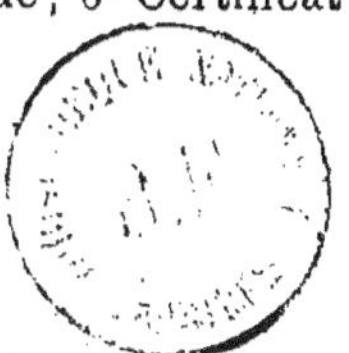

livré par le syndic ; 7º Tous les certificats pouvant établir la capacité du concurrent. Montalcino, 14 février 1886.

« Le syndic. »

C'est d'après le seul examen de ces pièces envoyées par les différents candidats, que la municipalité choisit celui qui paraît le mieux lui convenir. Le médecin élu, avant d'entrer en fonctions, doit signer un contrat (capitolato) où sont détaillés ses droits et devoirs. Nous devons en publier un exemple pour que le lecteur se fasse une idée exacte de la situation du Condotto vis-à-vis de la municipalité dont il dépend. La traduction est aussi littérale que possible.

« *Contrat entre la commune de Castelfranco de l'Emilia et le médecin-chirurgien Condotto pour la fraction de Puimazzo :* 1º Le médecin-chirurgien Condotto aura sa résidence stable au bourg de Puimazzo. 2º Ses obligations comprennent le traitement de toute maladie, soit médicale, soit chirurgicale et aussi les opérations de haute chirurgie. 3º Il devra se rendre à toute heure de jour et de nuit à toute requête des malades du bourg et de la paroisse du Puimazzo, les soignant et les assistant avec zèle et assiduité : sont compris parmi les habitants les militaires de toute arme, à la solde du gouvernement, qui seraient logés ou de passage dans la circonscription de la Condotta, ainsi que les enfants abandonnés. 4º Pour la cure de ces militaires, des enfants abandonnés, ainsi que pour celle des indigents (miserabili) des localités susdites, il ne pourra demander ni percevoir aucun honoraire. Pour qu'il ne naisse aucune équivoque sur la classification d'indigents, il est convenu que ceux-là seront uniquement tenus comme tels, qui ne paient pas d'impôt et sont inscrits à la deuxième classe de la troisième catégorie de la taxe de famille (focatico) ou qui produiront un certificat d'indigence délivré par le syndic et le commissaire chargé de cet office. 5º De tous les autres habitants, le médecin Condotto pourra recevoir à la fin de la cure un honoraire proportionné aux ressources du malade ou de sa famille, selon les usages et coutumes du pays. 6º Sera aussi obligé le médecin Condotto au service de la commune, de prêter gratuitement son concours pour examiner les personnes tuées ou blessées à la suite d'un crime ou d'un accident et de faire toute expertise relative à la procédure criminelle selon les lois existantes, ainsi que celles qui lui seront confiées à titre ordinaire ou extraordinaire par la municipalité, pour la sauvegarde de l'hygiène et la salubrité des vivres. 7º Il exécutera aussi gratuitement, aux époques voulues, dans toute la circonscription, les vaccinations et revaccinations, en se procurant aux frais de la commune le vaccin nécessaire. 8º Outre les obligations ci-dessus, le médecin Condotto aura celle de se prêter, sans excuse, ni récrimination, aux consultations pour lesquelles il sera requis par les malades, que le médecin traitant soit Condotto ou non, qu'il soit du pays ou étranger au pays, selon l'entier désir du malade lui-même. 9º Pour le service de la cure des malades et pour l'exécution de toutes les autres obligations, le médecin-chirurgien Condotto devra être constamment pourvu à ses frais d'une monture convenable. 10º Le médecin Condotto ne pourra s'absenter de sa circonscription sans permission préalable de la municipalité qui, bien entendu, ne l'accordera que si le Condotto présente un remplaçant d'une capacité éprouvée et si ce remplaçant est accepté par elle, sans aucune dépense de sa part, promettant à la municipalité d'assumer toutes les obligations du Condotto durant son absence. 11º Le médecin Condotto, en quittant sa maison pour faire ses visites, laissera l'indication la plus précise qu'il sera possible de son itinéraire, afin que si sa clientèle le cherche, elle puisse le plus promptement possible obtenir le service requis en le prévenant sur sa route. 12º En cas de maladie dûment justifiée du médecin Condotto, la municipalité, sur la demande du malade, prendra ses dispositions comme elle le jugera le plus convenable. 13º Au cas où le titulaire voudrait renoncer à la Condotta, il devra prévenir par écrit le Conseil municipal six mois avant le jour où il finira son service. De même, la municipalité devra prévenir six mois à l'avance qu'elle se refuse à le maintenir dans son emploi, à moins de révocation en des délais plus courts, s'il y a des motifs graves pour la déterminer, tout cela sans que le Condotto puisse établir aucune revendication. 14º Les inobservances ou l'accomplissement imparfait des obligations du médecin Condotto contenues dans ce contrat seront punis de la perte ou retenue de la 24ᵉ partie de ses honoraires annuels, en dehors des autres pénalités dont le menacent les lois selon les cas et les circonstances. Ces pénalités seront infligées par la Junte (le maire et les adjoints) municipale, après avoir dûment constaté et démontré au Condotto l'inobservance ou imparfait accomplissement des obligations assumées par lui et à la suite d'une délibération par votes secrets. 15º En compensation des obligations indiquées ci-dessus, le médecin Condotto percevra l'émolument annuel de deux mille francs, net de toute retenue, même d'impôt mobilier, attendu qu'il n'aura pas droit à la pension. Il recevra l'augmentation du dixième tous les six ans. 16º Le présent contrat devra être signé par le médecin Condotto pour prouver sa pleine et entière acceptation, avant qu'il commence l'exercice de ses fonctions. Le 13 mai 1884. — Suivent les signatures.

Recevez, etc.

Dr A. CHUQUET,
Ancien interne des hôpitaux de Paris.

Bologne, 15 mai 1886.

Très honoré confrère et rédacteur,

Le contrat que nous avons traduit dans notre dernière lettre, n'a pas été choisi parmi les plus sévères. Il nous a été communiqué comme un exemple tout ordinaire de conventions entre municipalité et médecins. J'en ai sous les yeux plusieurs autres qui n'en diffèrent pas notablement. Ce premier contrat étant celui d'un médecin à Condotta limitée, je crois utile de rapporter ici les principales conditions imposées à un médecin à Condotta piena.

« La circonscription de Montepulciano, province de Sienne, offre 2,300 francs par an, avec droit à la pension et sans retenue, aux conditions suivantes : 1º Le Condotto donnera gratuitement des soins de médecine et de grande et petite chirurgie à tous les habitants du pays du district de Sinalunga, sans exclusion, y compris les militaires en congé et de passage, les enfants abandonnés et les prisonniers ; 2º Il fera le service de l'hôpital de Sinalunga conformément au règlement actuellement en vigueur ; 3º Il inoculera gratuitement la vaccine, délivrera tous certificats pour l'admission à l'hôpital et pour le mouvement ordinaire de la prison du mandement, aussi bien que ceux de visite nécroscopique requis par la loi sur l'état civil ; 4º Il rédigera les rapports sanitaires mensuels et trimestriels et se prêtera gratuitement à toutes les recherches qui peuvent être faites dans l'intérêt de la santé publique par le syndic ou la commission d'hygiène locale ; 5º Il résidera en permanence dans le village de Sinalunga, sans pouvoir s'absenter, à moins d'une permission préalable du syndic, qui pourra l'accorder pour huit jours, ou du conseil municipal, pour un temps plus long ; 6º En cas de maladie ou d'absence de l'autre titulaire médecin-chirurgien de la Condotta, il le remplacera dans son service sans aucune rétribution, et en cas de vacance, il percevra l'émolument de la Condotta vacante, à moins qu'un intérimaire spécial n'y soit placé ; 7º Il se prêtera gratuitement aux consultations dans la commune ; 8º En deçà de 1 kilomètre, le titulaire n'aura pas droit au cheval ou au moyen de transport ; 9º Le terme de trois mois est accepté pour la renonciation du titulaire ou le congé de la commune.

« Sinalunga, 20 décembre 1885. »

« *Le Syndic.*

D'après ces deux contrats de date récente, on voit dans quelle dépendance le malheureux Condotto est tombé. Avant ces dernières années, il lui suffisait de déplaire à la municipalité pour que celle-ci lui signifiât son congé. Et comme il est facile de déplaire, on peut même dire que tout Condotto faisant consciencieusement son service est sûr de déplaire. Ainsi que le fait très bien remarquer le Dr Probo Carafoli (*Eco degli Ospedali*, avril et mai 1883), le Condotto dépend du charcutier et autres marchands de denrées alimentaires ou de boissons. S'il a le malheur de signaler que leurs marchandises renferment des substances nuisibles, ce qui arrive assez souvent, il peut être sûr que ces honorables industriels, souvent membres influents dans le conseil, chercheront à le faire renvoyer à la première occasion favorable. On voyait aussi souvent des communes qui, après s'être servies d'un Condotto, pendant qu'il avait toute l'activité et la vigueur de la jeunesse, le congédiaient dès que la fatigue et la vieillesse rendaient son service moins parfait. Le médecin était considéré ni plus ni moins qu'une bête de somme. Le décret ministériel du 24 juillet 1885, établissant une nouvelle jurisprudence entre les communes et les employés communaux, est venu heureusement mettre des entraves à ces abus en permettant au médecin Condotto de présenter ses réclamations devant une commission d'enquête indépendante des municipalités. Si, au prix d'un asservissement aussi étroit, d'un service aussi fatigant, les médecins Condotti étaient largement rétribués, ce ne serait qu'une juste compensation. Il n'en est rien malheureusement et les chiffres publiés par les Annales de statistique le prouvent péremptoirement. Nous y lisons que les traitements de tous les Condotti portent au bilan des communes 14 millions de francs environ, à savoir : 8,661,173 francs pour les 4,154 médecins à Condotta piena, et 5,331,015 pour les médecins à Condotta limitée aux indigents. Ce qui nous donne une moyenne de 2,085 francs de traitement pour les premiers et 1,563 francs pour les seconds! Ces chiffres n'ont pas besoin de commentaire, surtout si l'on considère que les Condotti sont dans l'obligation d'entretenir un cheval (*cavalcatura*). On a raison de répéter en Italie :

Arte piu misera, arte piu rotta.
Non c'è del medico che va in condotta.

Il n'est pas de métier plus misérable, il n'est pas de métier plus tourmenté que celui du médecin qui va en Condotta.

Les Condotti les mieux rémunérés sont ceux qui habitent l'Italie septentrionale, tandis que, au contraire, dans l'Italie méridionale et surtout en Sicile, le traitement est insuffisant à faire vivre le Condotto qui n'a pas de ressources personnelles. Pour remédier à ce triste état de choses, tâcher d'améliorer leur situation et sauvegarder la dignité professionnelle, les médecins Condotti ont fondé, en 1874, une association qui a son conseil de direction à Rome et de nombreux comités en province, un bulletin mensuel et une caisse de retraite. Cette association se réunit chaque année dans une des grandes villes d'Italie en un congrès où sont discutés les intérêts des Condotti. Grâce à elle, déjà le sort de ses membres s'est sensiblement amélioré. La grande modification qu'elle réclame serait de faire des médici Condotti, des agents sanitaires, non pas des communes, mais du gouvernement.

Après avoir montré les inconvénients de la Condotta, nous devons maintenant convenir qu'elle peut avoir quelques avantages pour le médecin lui-même et qu'elle en a de grands au point de vue humanitaire. Le jeune médecin qui vient d'obtenir la laurea est sûr, en Italie, de trouver immédiatement une occupation qui lui permette de vivre, sinon luxueusement, du moins honnêtement. A la porte de toutes les facultés et des hôpitaux, partout où se rencontrent les médecins, sont toujours affichés plusieurs avis de concours pour des places de Condotta à prendre dans un délai très rapproché. En même temps que le pain assuré, le médecin trouve là un champ où il pourra développer ses aptitudes médicales. Il lui est permis ensuite, si sa première Condotta est d'un mince rapport, après qu'il s'est fait connaître, de se présenter à une Condotta plus lucrative. Il arrivera ainsi aux traitements de 3,000 à 3,500 francs. Il faut considérer que cette somme en Italie permet une vie plus large qu'en France. En Italie, les besoins sont moindres et tout ce qui est de première nécessité est d'un prix bien moins élevé. Enfin, les malades guéris par leur Condotto ont généralement l'habitude de lui faire un cadeau utile : sacs de blé, jarres d'huile, tonneaux de vin

viennent remplir sa cave et ses greniers et diminuer d'autant
sa dépense.

Un peu mieux rétribuée et dégagée de la dépendance municipale, la Condotta serait peut-être l'idéal du médecin cons-
ciencieux. Qui de nous n'a pas souvent regretté la nécessité
où il est de taxer l'assistance qu'il prête à ses semblables : dure
nécessité qui ne laisse pas que d'avilir la profession médicale
et dont la Condotta affranchit.

Au point de vue humanitaire, les avantages de la Condotta n'ont pas besoin d'être longuement développés. Elle ga-
rantit à tous les indigents un secours prompt et efficace. Les
règlements obligent le médecin Condotto à se porter immédiatement chez le malade qui réclame ses soins et à le visiter
une ou plusieurs fois suivant les cas. Le Condotto est passible
de peines s'il trangresse ce règlement. La preuve nous en est
fournie par les paragraphes suivants du contrat contenant les
charges et devoirs des médecins Condotti des districts subur-
bains de Bologne :

« Le Condotto est tenu d'accourir (*accorrere*) le plus promptement qu'il lui sera possible, partout où son ministère est ré-
clamé... Il devra visiter les personnes atteintes de maladies
aiguës pas moins d'une fois dans la journée et répéter la visite
quand la gravité du cas le réclame. Dans les ordonnances
médicales, le Condotto ne devra jamais négliger de concilier
le mieux du malade avec l'économie des familles et de l'admi-
nistration communale. Il devra tenir un registre de tous les
malades pauvres où il consignera : 1º La date du jour où il
sera appelé; 2º Les nom et prénoms du malade; 3º Son domi-
cile; 4º La nature et la durée de la maladie; 5º Sa terminai-
son; 6º Le nombre des visites faites pendant le traitement. »
Ce registre est un sûr moyen de contrôle pour le plus ou
moins de soin que le Condotto apporte dans ses fonctions. Il
lui sert aussi de défense, s'il est injustement attaqué par la
municipalité qui l'emploie. Les infractions au règlement sont
prévues ainsi qu'il suit : « Comme employés municipaux, les
médecins-chirurgiens Condotti, en cas de transgression de
leurs devoirs, sont passibles des peines mentionnées dans
le règlement administratif concernant les officiers communaux. »

Les services rendus par les Condotti à l'hygiène publique
sont bien définis dans ce même contrat de Bologne : « Il
entre dans les attributs du Condotto de veiller à l'ob-
servation des règlements de police médicale sur la santé pu-

blique et sur toutes les causes qui peuvent l'altérer, faisant à l'autorité centrale des rapports circonstanciés et suggérant toutes les mesures qu'ils regardent comme les plus convenables à éloigner ces causes. En cas de maladie contagieuse, il devra faire immédiatement son rapport à la municipalité et se prêter à tout ce qui lui sera ordonné par les autorités préposées à la santé publique, s'appliquant à obéir promptement à leurs injonctions, soit pour le traitement des maladies, soit pour les purifications, ventilations, fumigations et autres moyens de préservation.

« A la requête de l'autorité, le Condotto doit se prêter à toute visite, examen ou rapport concernant l'hygiène et recueillir aussi toutes les statistiques intéressant l'hygiène publique et privée du territoire confié à ses soins, informant qui de droit, par des rapports raisonnés, du résultat des recherches exécutées et des inspections. »

Enfin, l'institution des Condotti a encore l'avantage d'assurer un service régulier de vérification des décès. Ils sont tenus à fixer, autant que possible, la cause de la mort et à dresser la statistique de la mortalité dans leur circonscription. Les bulletins sont centralisés et servent à composer ces tableaux très sérieusement dressés qu'on peut consulter dans les annales de statistique italiennes.

Il y aurait encore bien des choses intéressantes à dire sur la Condotta et les Condotti. Nous espérons cependant avoir rempli notre but qui est de faire connaître l'utilité de ces médecins municipaux et de faire désirer, toutefois avec de notables modifications, qu'une institution semblable existe dans notre pays.

Recevez, etc.

Dr A. Chuquet,
Ancien interne des hôpitaux de Paris.

Paris. — Imp. V. Goupy et Jourdan, rue de Rennes, 71.

www.ingramcontent.com/pod-product-compliance
Lightning Source LLC
Chambersburg PA
CBHW051326050726
47595CB00008B/3728